AF299601

MEMOIRE

SUR

LE CHOLÉRA EPIDEMIQUE

ET SUR LE TRAITEMENT DES

PRÉDISPOSITIONS A CETTE MALADIE

PAR

J. MACKIEWICZ

Médecin de 1re classe, Membre de la Société médicale
d'Emulation de Paris et de la Société médico-chirurgicale d'Huffeland
à Berlin

PARIS

IMPRIMERIE DE MOQUET
92, rue de la Harpe
1857

AVANT-PROPOS.

Chargé par le gouvernement de Pologne dans les années de 1848, 49, 52, 53 et 1855 de suivre et de traiter le choléra, dans les villes de Varsovie, Przasnysz, Janow, Chorzele, Nowemiasto, Szczercow, Chocz, Kuzminek, Belzyce, Lipno, Bobrowniki, Skempe, Rypin, Dobrzyn, etc., et dans beaucoup de villages où cette épidémie a sévi, avec violence, nous avons réussi à observer que le sang des individus prédisposés à cette maladie, était déjà altéré, avant son développement et qu'il ne fallait qu'une cause de plus, c'est-à-dire un principe délétère de l'air atmosphérique, pour la développer et rendre le sang paralysé.

Cette observation, constatée par l'expérience, nous a conduit, au traitement des prédispositions, et ce mode de traitement adapté à l'altération organique du sang nous prouve que nous pouvons démasquer ce fléau en le prévenant, aussi bien qu'en le détruisant dans son origine.

Un grand nombre d'observations heureuses et le succès de cette méthode font passer dans notre esprit une intime conviction qu'ayant atteint le but auquel tendaient nos efforts, nous avons rendu service à l'art et à l'humanité.

L'année suivante il traversa successivement l'Afrique et l'Egypte, la Pologne, la Galicie, l'Autriche, la Bohême, la Prusse (1831). Quelque temps après il envahissait la France en éclatant à Calais et à Paris, et reparut de nouveau en Pologne (1848, 49, 1852, 53, 1855), en marquant son passage par la désolation et la mort.

La première irruption du choléra de l'Asie en Europe était dans la direction de l'est à l'ouest; mais dans sa propagation ultérieure aussi bien en Asie qu'en Europe il n'a pas eu de direction fixe et déterminée.

Le choléra, dans son parcours suit, pour la plupart la direction des cours d'eaux et des grandes voies de communication et s'attache aux lieux malsains.

Le choléra a régné dans tous les climats, dans toutes les saisons, en tout état d'atmosphère favorisé le plus souvent par le vent du Nord et de l'Est, et par les alternatives du chaud et du froid.

Il est pourtant positif que, sous l'influence d'un froid rigoureux, s'il ne disparaît pas totalement, au moins, il diminuue d'intensité et que ce n'est qu'avec difficulté qu'il franchit les hautes montagnes.

DÉFINITION.

Selon les observations et les recherches des médecins, le choléra se développe sous l'influence des dispositions individuelles, et des causes extérieures miasmatiques, et d'après les phénomènes observés, sur les cholériques, on pourrait admettre que cette maladie est une *paralysie du sang* accompagnée *d'affections gastro-nerveuses.*

C'est l'altération organique du sang qui démontre cet état, et d'autant plus que dans beaucoup de cas d'un choléra intense terminé par la mort prompte, on n'a pas trouvé dans le canal digestif de changements anatomiques, et ceux qu'on y avait trouvés devraient être considérés plutôt comme effets que comme causes.

La paralysie des nerfs est la conséquence de la paralysie du sang, et par cette raison, elle fait naître des crampes.

Les vomissements sont une action secondaire.

La soif provient du manque d'eau dans le sang.

L'observation microscopique du sang cholérique nous a démontré que les globules sanguins étaient incolores. La forme de ces globules était irrégulière; on n'y voyait pas de ces petits noyaux opaques qu'on remarque à l'état sain. — Le principe colorant des globules dissous dans le fluide plastique. Partout il y avait paralysie complète sans laquelle la dissolution du principe colorant serait impossible.

Le sang des malades, après évacuations abondantes, se distinguait principalement par son épaississement; il était foncé, poisseux, au point qu'on ne pouvait le faire sortir des veines, que par la pression. — Ce sang formait un caillot noir et homogène qui ne fournissait presque pas de sérum.

Cet effet ne saurait avoir d'autre cause que la réduction au *minimum* de la quantité d'eau contenue dans le sang, d'où il résulte que l'épaississement de celui-ci était en raison directe de la perte d'eau.

les influences extérieures n'en sont que le complément.

La force de la contagion du choléra se fait apercevoir vers la fin de la maladie lorsque celle-ci a atteint son point culminant, c'est à dire qu'elle est à sa maturité. C'est alors qu'elle contient des principes morbides actifs qui la rendent contagieuse, comme il est facile de le constater dans beaucoup d'autres maladies épidémiques contagieuses, telles que la scarlatine, la rougeole, la fièvre typhoïde, etc , qui ne le deviennent que lorsqu'elles commencent à dégager des principes morbides contagieux.

Toutes ces maladies peuvent avoir un degré si léger qu'elles ne produisent aucun principe contagieux.

La contagion perd totalement sa force vers la fin des épidémies.

SYMPTÔMES.

Conformément aux expériences faites par nous-mêmes et par d'autres médecins, nous devons affirmer que le choléra est précédé presque toujours par la diarrhée, et que celle-ci doit être considérée comme première période des évacuations.

Lorsque la diarrhée dans son développement passe à l'état du choléra, elle nous présente deux degrés distincts.

Le premier, moins intense, est nommé ordinairement choléra, (1) et l'autre choléra asphyxique.

(1) Cette définition étymologique ne convient pas positivement au choléra épidémique dont nous parlons, parce que les matières des vomissements et des déjections ne sont pas de nature bilieuse. Nous l'adoptons, toutefois par cette unique raison qu'elle est devenue populaire.

Dans la période de réaction, nous admettons entre'autres la réaction complète, incomplète, et l'état typhoïde.

D'après ce qui précède, l'ensemble des symptômes peut être classé comme suit :

I. Période des évacuations.
II. Période des réactions.

Dans la période des évacuations :

I. Cholérine, diarrhée prémonitoire.
II. Choléra.
III. Choléra asphyxique.

Dans la période des réactions :

I. Réaction complète.
II. Réaction incomplète.
III. Etat typhoïde.

CHOLÉRINE.

Céphalalgie, vertiges, défaillances, éblouï...ments, diminution de l'appétit, ou anorexie, langue saburrale, yeux cernés, sentiment de pesanteur, diarrhée jaunâtre, précédée ou accompagnée de borborygmes et de douleurs abdominales ; mais le plus souvent cette diarrhée jaunâtre, qui passe en blanchâtre, est sans douleur, sans anorexie, ni autres dérangements qui dénotent l'état maladif. — Le malade éprouve plutôt un bien-être sensible après chaque évacuation alvine et vaque insouciant à ses occupations.

CHOLÉRA.

Vomissements et diarrhée de nature séreuse, pouls faible et accéléré, extrémités froides, légère cyanose, soif, voix enrouée, visage tiré, yeux enfoncés et entourés d'un cercle bleuâtre. Le malade est inquiet, son ventre est gonflé, l'urine diminue et les battements du cœur sont sensibles.

CHOLÉRA ASPHYXIQUE.

Vomissements et diarrhée de nature aqueuse, crampes, cyanose à un degré plus prononcé, cessation du pouls, extrémités glacées, voix mate et presque éteinte, visage fortement altéré, yeux profondément creusés. Le malade est épuisé et les crampes douloureuses, ainsi qu'une soif ardente, l'éveillent de temps en temps de son état apathique ; la langue est large. humide, froide, la respiration un peu accélérée, interrompue par des soupirs profonds, le ventre est comme dans le cas précédent ; l'urine est totalement supprimée, les battements de cœur faibles et finalement insensibles.

RÉACTION COMPLÈTE.

Les évacuations alvines séreuses deviennent bilieuses, et acquièrent plus de consistance ; la diarrhée et les vomissements cessent. — Le pouls et la chaleur se rétablissent. – Le visage se colore, la soif se modère, la tête est légèrement affectée sans que les sens soient troublés. L'estomac se rétrécit, et le ventre devient élastique, la quantité de l'urine augmente et contient de l'albumine.

Alors le malade se remet sensiblement.

RÉACTION INCOMPLÈTE.

Les symptômes qui viennent d'être signalés se présentent ici à un degré inférieur et ne se maintiennent pas. Le malade tombe dans l'assoupissement, les extrémités se refroidissent, le pouls disparaît. Les évacuations alvines aqueuses deviennent plus rares, l'urine s'arrête, et après plusieurs crises pareilles, la mort arrive le plus souvent.

ÉTAT TYPHOÏDE.

Chaleur augmentée, pouls considérablement accéléré, visage coloré et gonflé, yeux rouges et brillants, langue sèche, aberration des sens, délire, somnolence ; respiration profonde, râle, météorisme, quelquefois contractions et convulsions, l'albumine dans l'urine, et la réaction ammoniacale, des vomissements et de l'air expiré ont fait donner à cet état le nom de l'état typhoïde, quoique les changements anatomiques du typhus ne s'y appliquent point.

DIAGNOSTIC.

L'ensemble de symptômes du choléra épidémique est tellement caractéristique, qu'il est à peu près impossible de confondre cette maladie avec une autre.

Il est cependant des maladies avec lesquelles une confusion peut être possible à la rigueur — ce sont : les *perforations de l'estomac*, ou *des intestins*, les *invaginations*, les *étranglements intestinaux*, l'*empoisonnement par l'arsenic*, et *les substances âcres* ou *narcotiques*, l'asphyxie par *le gaz acide carbonique*, les *morsures de serpents venimeux*, la *péritonite*, les *inflammations des intestins*, la *fièvre intermittente*, les *médicaments vomitifs* et *purgatifs*.

MARCHE, DURÉE, TERMINAISON ET COMPLICATIONS.

La cholérine commence le plus souvent insensiblement, doucement, sans douleur et sans aucun dérangement de la santé. — Le malade ressent un soulagement après chaque évacuation alvine, et passé deux, trois, quelquefois sept, huit jours, la cholérine se traduit en choléra ; les selles, d'abord bilieuses, deviennent séreuses ou aqueuses et sont bien plus fréquentes.

Le choléra ne peut se maintenir longtemps au même degré; elle se transforme bientôt soit en choléra asphyxique, soit après quelques signes de réaction en convalescence.

Si par malheur on ne réussit pas à arrêter la diarrhée ou à changer les évacuations aqueuses en bilieuses, alors elle passe à l'état de choléra asphyxique.

Cette transition dépend des évacuations plus ou moins abondantes et du degré de prostration des forces vitales. Tout cela peut avoir lieu en quelques heures ou finir par la mort tout aussi promptement.

Dans la première moitié de la durée de l'épidémie, ayant le caractère de choléra asphyxique, plus de la moitié des malades en deviennent victimes.

Le choléra typhoïde s'attaque plus souvent aux individus forts et jeunes, qu'aux vieillards et aux personnes affaiblies; car ceux-ci périssent dans les périodes des évacuations.

L'état typhoïde s'établit d'autant plus vite que le malade est resté plus longtemps sous l'empire du choléra asphyxique, avant qu'une réaction quelconque se soit déclarée.

La durée est bien variable.

Le choléra peut être compliqué de toute espèce de maladies aiguës ou chroniques, et ces sortes de maladies favorisent son apparition au lieu de s'y opposer.

CONVALESCENCE.

Dans les convalescences les malades sont affaiblis dans leurs forces vitales par la violence du mal : le trouble des fonctions digestives et du système nerveux, persiste quelquefois longtemps après.

PRONOSTIC.

Tout cas de choléra ou même de cholérine si léger qu'il soit, est une maladie grave et dangereuse.

Tout individu atteint de cette maladie ne saurait se rétablir sans fournir de selles bilieuses.

Les évacuations alvines bilieuses sont d'un augure favorable, si elles ont quelque peu de consistance.

Tant que l'urine n'a pas commencé à se dégager, il n'y a point d'espoir de guérison, mais l'urine ne saurait reprendre son cours sans que les évacuations alvines bilieuses aient eu lieu.

Les enfants, les femmes enceintes, les vieillards, les hommes adonnés aux boissons spiritueuses, et les personnes épuisées par les abus de toutes sortes, ou par la mauvaise nourriture, courent les plus grands risques.

OBSERVATIONS.

J'ai constaté que le principe colorant mélanotique chez les individus prédisposés au choléra n'était pas renfermé dans les globules sanguins, mais était dissous dans le fluide plastique, et que le sérum de ce sang était foncé et rouge dans la coagulation.

Parmi les prédisposés se trouvaient des personnes dont bien souvent la santé semblait encore être la plus favorable en apparence.

J'ai remarqué que le choléra se développait plus facilement chez les individus qui, lors de son apparition se trouvaient à l'air extérieur, que chez les personnes vivant renfermées dans des appartements dont les conditions sanitaires étaient convenables.

J'ai observé que l'ipécacuanha employé pendant les prodromes dans les lieux où le choléra a déjà régné a fait bien souvent avorter cette maladie.

Je n'ai jamais rencontré le choléra dit *sicca* ni de choléra sans diarrhée; mais j'ai vu des cas de choléra sans vomissements qui passait bientôt au degré plus intense et se terminait ordinairement par la mort.

LÉSIONS CADAVÉRIQUES REMARQUÉES DANS LA PÉRIODE DES ÉVACUATIONS.

Le cadavre d'un cholérique porte les marques

de cyanose; il est amaigri, raide, les parties molles sont pâteuses, le tissu céllulaire sec, les muscles plus colorés.

Les organes du crâne ne présentent rien de remarquable. — Le cerveau est souvent couvert d'une espèce d'humidité. — Les vaisseaux remplis d'un sang noir et épais.

Les plèvres sont couvertes d'un liquide gluant, les poumons secs, sont d'un rouge foncé, la membrane muqueuse des bronches à peine rougeâtre, le péricarde sec, ordinairement ecchymosé.

Le ventricule gauche du cœur rétréci, vide, le droit plus grand contient toujours un sang noir et coagulé.

Les troncs des veines toujours remplis d'un sang noir coagulé, les artères et les vaisseaux capillaires par contre vides.

Les nerfs pneumo-gastriques sont à l'état normal.

Le système nerveux ganglionnaire n'offre rien de particulier.

Le bas-ventre tiré, mou, le péritoine sec, l'estomac gonflé.

Le canal intestinal tout entier rétréci et fané; les intestins grêles de couleur rougeâtre, dans les intestins se trouve un liquide tantôt séreux, tantôt teint de sang d'une quantité plus ou moins grande. — Les plis des intestins infiltrés de sang et enflés.

La muqueuse du canal intestinal colorée tantôt en rouge pâle, tantôt en rouge foncé, enflée, infiltrée d'un liquide séreux blanchâtre et recouverte d'un mucus sanguin.

Les glandes solitaires des intestins grêles agrandies et remplies d'un liquide; elles sont néanmoins molles, transparentes, et quelquefois infiltrées d'une masse compacte et opaque.

Les plaques de Payer en saillie, blanchâtres, opaques, dures, d'une forme irrégulière.

Le foie pâle et réduit de volume.

La vésicule biliaire médiocrement augmentée et remplie de bile foncée et épaisse.

La rate rappetissée, flétrie, ridée et sèche.

Le mésentère presque à l'état normal.

Les reins pâles privés en partie de sang et rappetissés.

La vessie vide et réduite.

La muqueuse de la matrice et du vagin parfois enflée, rougeâtre, ecchymosée.

LÉSIONS CADAVÉRIQUES DANS LA PÉRIODE DES RÉACTIONS.

La cyanose et le dépérissement ont disparu.

Les plèvres et poumons plus humides et foncés, plus riches en sang, présentent des stases et infiltrations à divers degrés.

Le péricarde plus humide, le cœur contient plus de sang et de coagulation de la fibrine.

Le canal intestinal qui dans la période des évacuations était réduit et fané, se trouve élastique et distendu par les gaz. — Les intestins grêles contiennent au lieu d'un liquide séreux, le chyme d'une couleur bilieuse, et les gros intestins pareillement, des excréments de la même couleur.

Les infiltrations des glandes ont disparu et l'aspect normal rétabli dans la plupart des cas.

Par contre, dans cette période on remarque des exsudations diphthéritiques, de divers degrés de développement et de grosseur, dans la bouche, dans la gorge, dans l'estomac et principalement dans le canal intestinal, qui se terminent par l'ulcération.

Le foie et la rate augmentés de volume et plus fournis de sang.

Les reins présentent souvent des infiltrations de la maladie de Bright. Presque dans tous les cas difficiles, on peut trouver dans l'urine de l'albumine.

La chimie pathologique, n'a presque rien trouvé de remarquable.

TRAITEMENT DES PRÉDISPOSITIONS AU CHOLÉRA ÉPIDÉMIQUE.

Nous parlons seulement du traitement des prédispositions au choléra, par la même raison qu'elles sont déjà un commencement de la maladie elle-même, et que son développement ultérieur prend souvent un degré si intense que l'emploi des moyens divers et des spécifiques proposés et ordonnés ne suffit point pour empêcher la propagation de cette maladie.

Nous avons basé ce traitement sur l'observation de l'altération organique du sang qui nous a démontré que le principe colorant mélanotique chez les individus prédisposés n'était pas renfermé dans les globules sanguins, mais bien, il était dissous, dans le fluide plastique et que le sérum du sang était foncé et rouge dans la coagulation.

Dans ce but, et chaque fois que l'épidémie se déclara dans une contrée, nous avons entrepris le traitement des prédispositions avec succès, et nous lui avons donné les indications suivantes : 1° réveiller la réaction et combattre la prédisposition bilieuse du sang par une médication telle que l'*ipécacuanha*, et s'opposer à l'obstruction par des médicaments rationnels (*vis expellens, vis cholagoga*); 2° influer sur l'élaboration et la renovation du sang par l'emploi des *amara, china, aromatica, calamus aromaticus, oleum menth : pip : albuminosa, etc.* (*vis continens, tonica, cardiaca*) ; 3° enfin, suivre le régime doux et fortifiant, tout en évitant des influences nuisibles.

Paris. Impr. de Moquet, 92, rue de la Harpe.